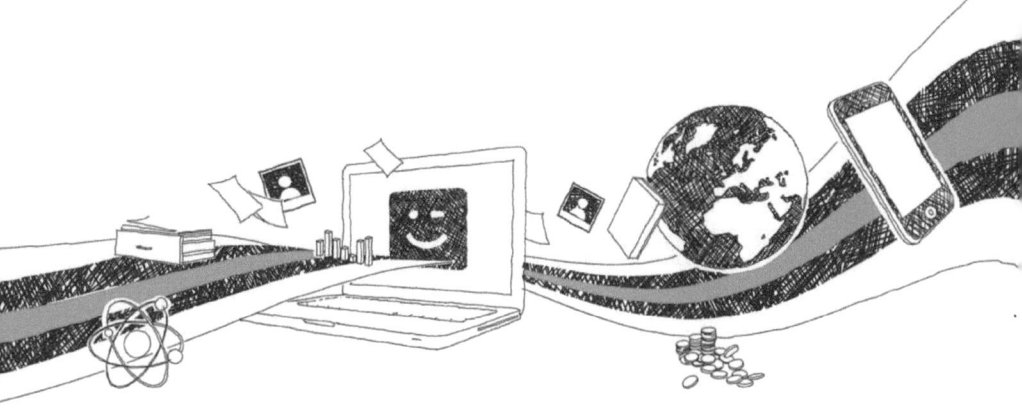
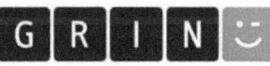

Verena Pröve

Therapiemöglichkeiten bei depressiven Diabetes mellitus Typ 2-Patienten

GRIN Verlag

Bibliografische Information der Deutschen Nationalbibliothek:

Die Deutsche Bibliothek verzeichnet diese Publikation in der Deutschen National-
bibliografie; detaillierte bibliografische Daten sind im Internet über http://dnb.d-
nb.de/ abrufbar.

Impressum:

Copyright © 2010 GRIN Verlag GmbH
Druck und Bindung: Books on Demand GmbH, Norderstedt Germany
ISBN: 978-3-656-36901-1

Dieses Buch bei GRIN:

http://www.grin.com/de/e-book/209108/therapiemoeglichkeiten-bei-depressiven-
diabetes-mellitus-typ-2-patienten

GRIN - Your knowledge has value

Der GRIN Verlag publiziert seit 1998 wissenschaftliche Arbeiten von Studenten, Hochschullehrern und anderen Akademikern als eBook und gedrucktes Buch. Die Verlagswebsite www.grin.com ist die ideale Plattform zur Veröffentlichung von Hausarbeiten, Abschlussarbeiten, wissenschaftlichen Aufsätzen, Dissertationen und Fachbüchern.

Inhaltsverzeichnis

1. Einleitung

Diabetes mellitus Typ 2 und Depressionen - zwei „Volkskrankheiten" treffen aufeinander. Derzeit leben in Deutschland über sechs Millionen diagnostizierte Diabetes- Fälle. Zählt man die Dunkelziffer hinzu, so kommt man auf einen Wert von über acht Millionen Betroffene. Das macht 10% der Gesamtbevölkerung aus (vgl. Hauner, Hans 2008). Auch wenn diese Zahl schon erschreckend genug ist, so steht die Häufigkeit depressiver Erkrankungen ebenfalls auf dem Siegertreppchen der chronischen „Volkskrankheiten". Hier sprechen Epidemiologen von einer Gesamtprävalenz von circa acht Millionen Patienten (vgl. Bundesministerium für Bildung und Forschung (BMBF) 2006). Allein genommen sind diese Zahlen für die Gesundheitsversorgung Herausforderung genug. Da aktuell die Kombination beider Erkrankungen jedoch immer mehr zunimmt, habe ich mich mit genau dieser Thematik beschäftigt. Aufgrund der Dramatik in Bezug auf die Wechselwirkungen bei bestehendem Diabetes mellitus Typ 2 und gleichzeitigem Vorhandensein einer Depression möchte ich mich mit der Frage beschäftigten, ob angewandte Therapieformen bei Diabetes mellitus eine Depression hervorrufen können. Führt Diabetes mellitus selbst oder dessen Therapie zwangsläufig zu einer Depression?

Meine Arbeit beginnt einführend mit einer Kurzdefinition des Diabetes mellitus Typ 2 im ersten Kapitel. Hier soll ein Einblick darüber vermittelt werden, was genau das Krankheitsbild im Organismus des menschlichen Körpers auslöst und wie sich die Symptomatiken äußern. Im Kapitel drei werde ich das Krankheitsbild der Depression genauer erläutern. Dabei werde ich näher darauf eingehen, was genau eine Depression ist und wie diese in der Medizin unterteilt wird. Weiterhin gebe ich einen Überblick über theoretische Überlegungen zur Krankheitsentstehung. Abschließend zeige ich die Häufigkeiten von Depressionen bei Diabetes mellitus Patienten auf. Im vierten Abschnitt habe ich mit dem Begriff der Komorbidität und der Auswirkung von zwei bestehenden chronischen Erkrankungen beschäftigt. Nach einer kurzen Definition des Begriffes werde ich aufzeigen, dass psychische Komorbidität gerade bei Diabetikern kein Einzelfall ist. Im fünften Kapitel erkläre ich Therapieansätze und ihre Folgen bei depressiven Diabetes mellitus Patienten. Zunächst gehe ich näher auf angewandte Diabetes mellitus-Therapieformen ein und erkläre anschließend, wie sich diese auf die Psyche des Patienten auswirken können. Daraufhin stelle ich dar, was es für spezielle Möglichkeiten zur Therapie bei depressiven Diabetikern gibt. In diesem Zusammenhang werde ich mich mit der Thematik beschäftigen, ob Möglichkeiten bestehen, beide Krankheiten zugleich behandeln zu können bzw. was es genau für einzelne Therapieformen gibt, die beide Krankheitsverläufe positiv beeinflussen. Zum Ende des Kapitels erkläre ich weiterhin die Effektivität einer Diabetes mellitus Behandlung bei gleichzeitigem Vorhandensein einer Depression. In einem abschließenden Fazit greife ich meine Fragestellung „Kann eine Diabetes mellitus- Therapie eine Depression hervorrufen?" erneut auf. Ich zeige mögliche Lösungsansätze als Resultat der zuvor behandelten Themenbereiche auf.

2. Kurzdefinition zum Diabetes mellitus Typ 2

Der Diabetes Typ 2 wird veraltet im Volksmund auch als Altersdiabetes bezeichnet, da diese Erkrankung vornehmlich im Alter auftritt. Aktuell findet sich die Diagnose aber auch gehäuft bei Jugendlichen, wobei man hier von einer Größenordnung von 5 % sprechen kann (vgl. Wiegand, S. 2007). Die Krankheit ist dadurch gekennzeichnet, dass die Wirkung des körpereigenen Hormons Insulin, welches die Bauchspeicheldrüse meist ausreichend produziert, im Organismus unzureichend aufgenommen wird. Daher spricht man beim Diabetes mellitus Typ 2 auch von einer Insulinresistenz, welche eher durch einen relativen als durch einen absoluten Insulinmangel gekennzeichnet ist. Zudem kommt es zu einer unzureichenden Insulinsekretion in der Bauchspeicheldrüse (vgl. Robert Koch- Institut 2005). Bei einem Insulinmangel wird zu wenig Glukose in den Muskel- und Fettzellen aufgenommen und es kommt zu einer Energieunterversorgung dieser Zellen. Menschen mit Diabetes mellitus haben einen dauerhaft erhöhten Blutzuckerspiegel, was auch als Hyperglykämie bezeichnet wird. Dies schädigt auf lange Sicht die Blutgefäße, so dass es zu einer Vielzahl von Folgeerkrankungen wie Makro- und Mikroangiopathien und Neuropathien kommen kann. Besonders betroffen sind hierbei das Herz, die Augen, die Nerven und die Nieren (vgl. Nationale Versorgungsleitlinien 2002). Bei Diabetes mellitus handelt es sich um eine chronische Erkrankung.

3. Depressionen bei Diabetes mellitus Typ 2 Patienten

In diesem Abschnitt werde ich zunächst einen Überblick über das Krankheitsbild der Depression und ihre unterschiedlichen Äußerungsformen geben. Dabei werde ich mich auf die in der Medizin angewandte Klassifizierung beziehen, welche Depressionen in drei verschiedene Bereiche unterteilt. Daraufhin gehe ich auf Theorien zur allgemeinen Entstehungsgeschichte ein. Hier soll geklärt werden, wie ein depressiver Zustand im Körper des Menschen ausgelöst werden kann. Im Anschluss daran werde ich diese Theorien zur Krankheitsentstehung auf Diabetes mellitus Patienten beziehen. Dabei werde ich klären, welche Formen der Depression bei Diabetes mellitus Patienten vorrangig zum Tragen kommen. Zum Abschluss des Kapitels drei werde ich Angaben über die Häufigkeit von Depressionen bei Diabetes mellitus Patienten machen.

3.1. Definition der Krankheit Depression

Der Begriff Depression stammt aus dem Lateinischen und wird übersetzt mit „herunter- bzw- niederdrücken". Das Krankheitsbild beschreibt eine krankhafte Veränderung der Stimmung, welche sich in einem Zustand von dauerhafter Traurigkeit, Antriebslosigkeit und Niedergeschlagenheit äußert. Dieser Zustand kann durch mehrere Ursachen hervorgerufen werden. Theoretische Ansätze zur Krankheitsentstehung teilen Depressionen in drei verschiedene Kategorien ein. Hierbei werden die endogene, die psychogene bzw. neurotische und die somatogene Depression unterschieden. Angemerkt sei hierbei, dass diese genannten Klassifizierungen heutzutage nach einem moderneren Klassifizierungssystem eingeteilt werden und zwar nach der "Internationalen statistischen Klassifikation der Krankheiten und verwandter Gesundheitsprobleme" (ICD-10). Da diese Einteilung jedoch lediglich die Dauer des Krankheitsverlaufes und das Ausmaß der Symptomatik berücksichtigt und nicht die Ursache der Krankheit, wird diese Art der Unterscheidung nach ICD- 10 vernachlässigt (vgl. Deutsche Institut für Medizinische Dokumentation und Information 2010).

Bei der erstgenannten, der endogenen Depression, handelt es sich um die „klassische Form" einer Depression. Endogen beschreibt die Krankheit als ein "von innen kommendes" Krankheitsbild. Ursache hierbei ist eine Stoffwechselstörung im Gehirn, welche eine Unterversorgung von Botenstoffen, den Neurotransmittern wie Serotonin, Noradrenalin und Dopamin zur Folge hat. Dies führt dazu, dass Nervenreize nicht mehr funktionsgerecht weitergeleitet werden und es kommt zu den Symptomen einer depressiven Verstimmung. Diese Form der Depression ist vorwiegend erblich bedingt. Bei der psychogenen Depression hingegen handelt es sich um eine erlebnisreaktive, depressive Persönlichkeitsentwicklung, welche durch traumatisierende Erlebnisse des Betroffenen hervorgerufen werden können. Tiefgreifende Einschnitte im Leben des Patienten wie Tod, Trennung oder äußere Gewalt versetzen diesen in einen dauerhaften Zustand von Traurigkeit, aus welchem er nicht mehr aus eigener Kraft zurückfinden kann. Bei der letzten Form handelt es sich um die somatogene Depression, welche im Gegensatz zur endogenen Variante eine organische Störung als Ursache zur Entstehung nennt. Die Depression kann eine Art Begleiterscheinung sein, welche als Reaktion auf andere körperliche Beeinträchtigungen hervorgerufen wird (vgl. H.- K. Rose 1987).

3.2. Theorie zur Entstehung einer Depression bei Diabetikern

Grundsätzlich kann man sagen, dass das Vorhandensein einer chronischen Grunder-krankung, wie in diesem Fall Diabetes mellitus, Auslöser für eine Depression sein kann. Bezüglich der zuvor genannten Entstehungstheorien müssen alle drei Formen einer Depression in Betracht gezogen werden. Wie im vorangegangenen Abschnitt erwähnt, kann es sich zum einen bei einer depressiven Episode um einen erblichen Mechanismus handeln. Bei diesem löst einzig und allein der gestörte Stoffwechsel im Gehirn, welcher die Symptomatik wie Niedergeschlagenheit, Energie-, Appetit- und Libidoverlust hervorruft, die Erkrankung aus. Bei dieser endogenen Depression werden also diese Empfindungen einerseits dadurch hervorgerufen, dass die Neurotransmitter, welche für den Transport von einzelnen Impulsen der Nervenzellen im Gehirn verant-wortlich sind, in zu geringer Konzentration vorhanden sind. Desweiteren kann aber auch der Übertragungsmechanismus gestört sein (vgl. Kulzer, Bernhard.). Zum ande-ren kann die Diagnose Diabetes mellitus als eine Art traumatisierendes Ereignis gese-hen werden. Die Belastung der Erkrankung ist für den Betroffenen hierbei so schwer-wiegend, dass der Patient psychisch erkrankt. In diesem Fall wäre eine psychogene Depression begründet. Die somatogene Depression kann ein unvermeidliches Resultat der bestehenden Grunderkrankung Diabetes mellitus sein. Die durch Diabetes mellitus ausgelösten Mechanismen im Köper würden in diesem Fall zu einer Art Begleiterkran-kung führen. Die Tatsache, dass sich der diabetische Stoffwechsel und die depressive Störung im Organismus gegenseitig negativ beeinflussen, beweist in diesem Zusam-menhang eine Studie, welche Depression als möglichen Risikofaktor zur Entwicklung von Diabetes mellitus untersuchte. Es wurde festgestellt, dass depressive Patienten im Gegensatz zu nicht depressiven Patienten eine 37 prozentige Wahrscheinlichkeit zur Entwicklung eines Diabetes mellitus Typ 2 besitzen, (vgl. Knol, M.J. et al. 2004). Grund hierfür könnte die gestörte Stoffwechselstörung im Gehirn sein, welche sich dann auch in der Bauchspeicheldrüse manifestiert. Ein zusätzlicher Ansatz, der Aufschluss über die negative Wechselwirkung beider Erkrankungen darstellt, ist eine erhöhte Ausschüt-tung des Stresshormons Kortisol, wodurch die Insulinresistenz negativ beeinflusst wer-den kann. Zudem werden biologische Veränderungen in den Neurotransmittern ge-nannt. Ein weiterer Aspekt ist die Aktivierung des Immunsystems, wodurch die Insulin-wirkung verringert werden kann. Zurzeit gibt es noch keinen eindeutigen Hinweis dafür, dass sich eine Depression durch die genannten biochemischen Prozesse entwickelt und explizit vom Diabetes mellitus hervorgerufen wird (vgl. Petrak, Frank, Herpertz, Stephan 2008).

Die Schwierigkeit bei der Diagnose bei Diabetes mellitus Patienten liegt darin, dass die oben genannte Symptomatik einer Depression aufgrund einer schlechten Blutzucker-

einstellung hervorgerufen worden sein kann. Das bedeutet, dass keine wirkliche Depression vorliegt, sondern nur ein Symptom aufgrund des schlechten Zuckerwertes. Im
Gegensatz dazu werden laut Dr. Frank Petrak aber nur Zwei Drittel aller Depressionen
erkannt (vgl. Böhm, Sonja 2007). Am Häufigsten jedoch ist die Diagnose der Krankheit
„Diabetes mellitus" selbst und die damit verbundenen Einschnitte in die unterschied-
lichsten Lebensbereiche des Patienten der Auslöser von depressiven Verstimmungen.
Daher ist von den Entstehungstheorien die psychogene Depression an erster Stelle zu
nennen. Die rapiden Lebensumstellungen, welche sowohl in der Familie, im Berufsle-
ben, als auch bei Freunden umgesetzt werden müssen, können als eine Art traumati-
sierender Erlebnisfaktor identifiziert werden. Vom Arzt vorgeschriebene Blutzuckerkon-
trollen sowie Ernährungsanpassungen, aber auch die Angst vor lebensbedrohlichen
Unterzuckerungen (Hypoglykämie) oder vor Spätfolgen wie Schlaganfall und Herzin-
farkt können dazu führen, dass Diabetes mellitus Patienten überfordert werden und mit
Resignation reagieren (vgl. Kulzer, Bernhard 1995). Mit der permanenten Überlastung
in Bezug auf die Krankheitsbewältigung und dem damit verbundenen Verlust von Lebensqualität ist nicht nur eine effektive Diabetes mellitus- Therapie gefährdet, sondern
es werden zudem beide Krankheitsbilder verschlimmert (vgl. Hermanns, Norbert, Kulzer, Bernhard 1995).

3.3.   Häufigkeiten von Depressionen bei Diabetikern

„Zuckerkranke sind doppelt so häufig depressiv wie Gesunde", so heißt die Überschrift
eines Artikels der Fachzeitschrift Medical Tribune (vgl. Böhm, Sonja 2007). Zum glei-
chen Ergebnis gelang auch eine Metaanalyse von Ryan J. Anderson aus dem Jahre
2001, wo eine Auswertung zur Depressionshäufigkeit in Zusammenhang mit Diabetes
mellitus Typ 1 und Typ 2 anhand 20 kontrollierter und 22 unkontrollierter Studien er-
folgte. Weiterhin sind Frauen häufiger betroffen als Männer (vgl. Anderson, R. J. et al.
2001). In einer anderen Metaanalyse wurde festgestellt, dass die Prävalenz von Depressionen bei Diabetikern mit einem Prozentsatz von 23,4% gegenüber der Normal-
bevölkerung stark erhöht ist (vgl. Gläßer, Elisabeth et al. 2004). In den Leitlinien der
Deutschen Diabetes Gesellschaft (DDG) in Zusammenarbeit mit dem Deutschen Kollegium Psychosomatischer Medizin (DKPM) wird festgehalten, dass die Ergebnisse
kontrollierter Studien zwischen 6% und 26,7% schwanken, wobei hier auch der Diabetes mellitus Typ 1 berücksichtigt wurde (vgl. DDG, DKPM 2004). Leichte depressive
Symptome wie Niedergeschlagenheit und Antriebslosigkeit zeigen sich jedoch bei je-
dem vierten Diabetes mellitus Patienten (vgl. Diabetes Journal 2009). Laut Dipl.-Psych.
Bernhard Kulzer wurde mittels Fragebögen und Interviews sogar ermittelt, dass jeder
zehnte Diabetes mellitus Patient an einer manifestierten Depression leidet (vgl. Kulzer,

Bernhard 2010). Eine weitere Studie, welche sich mit der psychiatrischen Komorbidität (vgl. auch Kapitel 4) bei Diabetes mellitus beschäftigt, zeigt, dass die Depression die am stärksten ausgeprägte psychische Erkrankung bei Diabetes mellitus Patienten darstellt (vgl. Kulzer, Bernhard et al. 2003).

In der Diabetes- Depressions- Studie (DAD- Studie) wird aktuell das Zusammenwirken der beiden Krankheiten genauer untersucht. Das Ziel hierbei ist es, eine Heilung der Depression zu erreichen, somit den Krankheitsverlauf zu verbessern und die Spätfolgen des Diabetes mellitus zu reduzieren (vgl. Diabetes-Depressions-Studie). Es werden die Wirkungsweisen des Antidepressivums Sertralin in Abhängigkeit zu einer Verhaltenstherapie untersucht. Ergebnisse liegen hierbei jedoch noch nicht vor.

4. Das Zusammenwirken zweier chronischen Erkrankungen

Sowohl Diabetes mellitus Typ 2, als auch Depressionen sind chronische Erkrankungen, welche beide im Zusammenhang erkannt und behandelt werden müssen. Daher möchte ich im vierten Kapitel zunächst den Begriff der Komorbidität ganz allgemein definieren. Danach kläre ich den Einfluss der psychischen Komorbidiät bei Diabetes mellitus Patienten. Hierbei beschäftige ich mich mit den Schwierigkeiten, welche zwei bestehende Krankheiten sowohl beim Patienten, als auch in der medizinischen Versorgung auslösen.

4.1. Definition von Komorbidität

Komorbidität bezeichnet das Auftreten zweier Krankheiten zugleich. Es beschreibt das Zusammenwirken einer körperlichen Erkrankung mit einer psychischen Störung (vgl. Brieger, P., Marneros, A. 2000). Es ist wichtig, komorbide Störungen rechtzeitig zu erkennen, um somit frühzeitig differenzierte therapeutische Maßnahmen einleiten zu können. Auch gesundheitswissenschaftlich ist eine frühzeitige Erkennung komorbider Störungen von außerordentlicher Relevanz, da unnötige Kosten eingespart werden können. Sowohl das Gesundheitssystem, als auch die Patienten profitieren von einer frühzeitigen Diagnose, weil nur dann zusätzliche und teilweise überflüssige Untersuchungen vermieden werden können. Besonders kostenaufwendig ist hierbei, dass Patienten mit komorbiden Störungen häufiger arbeitsunfähig sind, öfters Fachärzte konsultieren und eine vielschichtigere und damit kostenintensivere Therapie benötigen. Nur durch das frühzeitige Erkennen von zwei vorhandenen Krankheiten kann langfristig eine bessere Befolgung der Therapieanweisungen erzielt werden (vgl. Glaesmer, H. et al. 2004; Seidscheck, I. 2006).

4.2. Auswirkungen psychischer Komorbidität bei Patienten mit Diabetes mellitus

Gerade bei Diabetes mellitus Patienten wurde zunehmend festgestellt, dass neben der eigentlichen diabetischen Stoffwechselerkrankung eine weitere Erkrankung vermehrt auftritt, die Depression. Wie in Kapitel 3.3. erwähnt, schwanken die genauen Prozentangaben je nach Studie zwischen 6% und 26,7%. Tatsache ist jedoch, dass sich die beiden, Krankheiten Diabetes mellitus Typ 2 und Depression, in gravierenden Ausmaßen gegenseitig negativ beeinflussen. Aus diesem Grund besteht hier ein besonderer Handlungsbedarf. Aus einer Studie über psychische Komorbidität bei Diabetes mellitus Patienten geht hervor, dass diese durch psychische Störungen in erhöhtem Maß Schwierigkeiten bei der Therapieumsetzung haben. Depressionen und Angstzustände behindern hiernach eine erfolgreiche Selbstbehandlung. Das Ausmaß an Eigeninitiative, Motivation und Vertrauen bezüglich der Diabetes mellitus- Therapie gehen verloren (vgl. Kulzer, Bernhard. et al. 2003). So brechen beispielsweise übergewichtige Diabetiker häufiger Gewichtsreduktionsprogramme ab, als psychisch unbelastete Diabetes mellitus Patienten. Weiterhin wurde festgestellt, dass depressive Diabetiker öfters rauchen (vgl. DDG, DKPM 2004), ihre Medikamente nicht regelmäßig einnehmen, körperlich weniger aktiv sind und sich deutlich ungesünder ernähren (vgl. Petrak, Frank, Herpertz, Stephan 2008). Ein weiterer Aspekt bezüglich komorbider Störungen ist das unzureichende Zeitpensum der Ärzte, welches sie für ihre jeweiligen Patienten aufbringen können. Der Arbeitsaufwand zur Diagnostik mehrerer Erkrankungen ist für die behandelnden Fachärzte immens hoch. Die Tatsache, dass komorbide oder sogar multimorbide Störungen bestehen, erlaubt es nicht, viel mehr Zeit für die Betroffenen einplanen zu können. Das bedeutet, dass das Maß an Informationen seitens der Ärzte ziemlich gering ist und sie den Patienten nicht die Aufmerksamkeit schenken können, die sie eigentlich benötigten. Wie wichtig gerade das Arzt- Patienten Gespräch ist und was das für eine erfolgreiche Therapie bedeutet, wird im fünften Kapitel näher erläutert. Jedoch bleibt hier schon vorab festzuhalten, dass es aufgrund von Zeitmangel bei der Diagnostik zu einem schlechteren Krankheitsverlauf kommt. Das Gefühl, man werde nicht einnehmend unterrichtet und mit der Krankheit allein gelassen, fördert bei Betroffenen das Gefühl der Hilflosigkeit. Dieser Umstand wirkt sich auf lange Sicht gesehen sowohl negativ auf die diabetische Stoffwechselerkrankung, als auch vornehmlich auf die Depressivität aus.

5. Therapieansätze und ihre Folgen

In diesem Abschnitt werde ich mich zunächst ganz allgemein mit den Therapieformen zum Diabetes mellitus Typ 2 beschäftigen. Dabei beziehe ich mich auf die Einstellung des Langzeitblutzuckerwertes, den sogenannten HBA1c- Wert, und dessen Problematik in der diabetischen Versorgung. Weiterhin werde ich diese Therapieansätze im Zusammenhang mit psychischen Störungen betrachten. Dabei werde einen Überblick darüber geben, was für Auswirkungen solch eine Therapie auf das psychische Wohlbefinden hat. Im Anschluss daran beschäftige ich mich mit speziellen Diabetes mellitus Therapieansätzen bei bestehender Depressivität. Wie sehen in diesem Zusammenhang die gegenseitigen Wechselwirkungen aus? Was sollten die betroffenen Patienten hierbei vorzugsweise umsetzen bzw. vermeiden? Letztlich behandele ich die Thematik, wie eine effektive Behandlung bei depressiven Diabetes mellitus Patienten aussehen kann ob es überhaupt ein sinnvolles und effektives Verfahren gibt, mit welchem sich beide Krankheiten erfolgreich behandeln lassen.

5.1. Formen der Diabetes mellitus- Therapie

Die klassische Diabetes mellitus Typ 2 Therapie besteht darin, den HbA1c auf einen „Normalwert" zu bringen. Dieser HbA1c - Wert beschreibt den Anteil der mit Glykose verbundenen Hämoglobin- Eiweißstoffe im Vergleich zum gesamten Hämoglobinhaushalt im Körper. Er wird auch als Langzeitblutzucker oder Blutzuckergedächnis bezeichnet. Dieser Wert bildet die Standardmessgröße bei der Blutzuckerbestimmung, weil hierdurch ein Durchschnittswert von mehreren Wochen ermittelt werde kann. Bezüglich der Höhe dieses Messwertes gibt es unterschiedliche Ansätze, was die Intensität der Therapie anbetrifft. Was bedeutet in diesem Fall ein „Normalwert"? Diabetologen fordern von ihren Patienten eine Reduzierung des HbA1c- Wertes auf den Wert eines gesunden Menschen, sprich auf unter 6 Prozent. Die Action to Control Cardiovascular Risk in Diabetes (ACCORD) – Studie zeigte, dass die drastische Reduzierung des Wertes bei Diabetes mellitus Patienten weder die kardiovaskulären Folgeerkrankungen, noch die Sterblichkeit reduzierte. Vielmehr wurde letztere sogar erhöht. Gerade diese erhöhte Sterblichkeit führte dazu, dass die Studie vorzeitig beendet wurde (vgl. Deutsches Ärzteblatt 2008). In einer aktuelleren Studie wurde dieser Aspekt erneut aufgegriffen und ein Vergleich zwischen den Blutzuckerwerten und ihren Auswirkungen gezogen. Das Resultat der Studie war ähnlich: Bei einem Erreichen des HbA1c-Wert auf etwa 6,5 Prozent war die Sterblichkeit höher, als bei den Patienten, bei denen der HbA1c-Wert bei etwa 7,5 Prozent lag (vgl. Deutsches Ärzteblatt 2010, vgl. Currie, J. Craig et al. 2010).

Wenn nun aber die drastische Reduzierung des HbA1c-Wertes nicht den erwünschten Erfolg in Bezug auf das Mortalitätsrisiko erwirkt, warum sollten dann gerade ältere Diabetes mellitus Typ 2 Patienten ihre Lebensqualität durch die Therapie so stark einschränken? In Anbetracht der Tatsache, dass die strikte Einhaltung einer Ernährungs- und Lebensumstellung gerade im Alter bei den Patienten als eine extreme Belastung angesehen wird, sollte angenommen werden, dass ein Erreichen des HbA1c Wertes auf 6,5 für das psychische Befinden nicht förderlich ist. Aus einer Studie zur Evaluierung der Therapiepräferenz bei Typ- 2- Diabetes mellitus (SETT2D- Studie) geht beispielsweise hervor, dass viele Patienten einer Insulintherapie nicht ohne weiteres zustimmen würden, um ihren Blutzuckerwert besser einzustellen. Es wurde deutlich, dass viele Diabetiker bei dieser Art der Versorgung weitestgehend von Angstproblematiken betroffen sind und der subkutanen Therapieform nicht ohne Weiteres vertrauen würden. Zu der Wirksamkeit einer Insulintherapie waren die meisten Teilnehmer der Studie negativ eingestellt (vgl. Petrak, Frank 2006). Da nun aber schon die Art der Therapie von den Patienten als psychische Belastung eingestuft wird, so scheint es unwahrscheinlich, überhaupt einen gewünschten HbA1c Wert erreichen zu können, ohne den Patienten nicht gleichzeitig in eine psychische Krise zu schicken. Ein weiterer Beweis, abgesehen davon, dass die intensivierte Therapie kaum einen positiven Einfluss auf die kardiovaskulären Folgeerkrankungen, das Mortalitätsrisiko und die Psyche des Patienten hat, zeigt die Studie „Effects of Intensive Glucose Lowering in Type 2 Diabetes". Hier wurde ein Vergleich gezogen zwischen den Auswirkungen einer drastischen Reduzierung des HbA1c Wertes im Gegensatz zu einer Normaltherapie, bei denen der Wert in einer relativ einfach erreichbaren Höhe gehalten wurde. Das Ergebnis war, dass eine intensivierte Diabetes- Therapie keine wesentlichen Verbesserungen zur Standardtherapie bezüglich der kardiovaskulären Spätfolgen verursacht hat (vgl. The new england journal of medicine 2008). Derzeit besteht jedoch trotz der genannten Studien keine Einigkeit bei der Definition des HbA1c- Wert, was sich für die Patienten und die behandelnden Fachärzte als eine Schwierigkeit erweist. In den Leitlinien der Diabetes Association (ADA) und der European Association for the study of Diabetes (EASD) ist der Zielwert < 7% definiert. Die American Association of Clinical Endocrinologists (AACE) und die International Diabetes Federation (IDF) hingegen setzen den angestrebten HbA1c- Wert auf < 6,5% fest (vgl. Von Herrath, Dietrich et al., 2010). Solch eine grundlegende Uneinigkeit löst bei Betroffenen Unsicherheit und Verwirrung aus. Dies kann Gegenstand für ein gestörtes Arzt- Patienten- Verhältnis werden, da das Vertrauen in den Arzt und in sein Fachwissen grundlegend gefährdet wird. Die Mediziner hingegen haben keine einheitliche Leitlinie, woran sie ihre Therapieempfehlungen orientieren können. Dies hat nicht zuletzt maßgeblichen Einfluss auf die Effektivität einer Diabetes mellitus- Therapie, sondern auch eine enorme Gewichtung bei der Entstehung psychischer Krankheiten.

5.2. Auswirkungen der Diabetes mellitus- Therapie auf die Psyche

Eine Untersuchung zur Verwirklichung einer effektiven Diabetes mellitus- Therapie zeigt, dass schon allein die praktische Umsetzung, gerade die Kommunikation zwischen den praktizierenden Ärzten, dem beteiligten Fachpersonal, wie Krankenschwestern, Physiotherapeuten und Ernährungsberater, nicht einfach ist. Missverständnisse und zu hohe Erwartungen können zu Frustrationen seitens der Patienten führen und eine Integration der Krankheit und ihre Bewältigung behindern (vgl. Nagelkerk, Jean et al. 2005). So stellen Kommunikationsstörungen einen ganz beträchtlichen Nachteil für die Therapie selbst, aber auch für das psychische Wohlbefinden dar. Untersuchungen in Großbritannien ergaben, dass eine starke Widersprüchlichkeit zwischen dem empfohlenen ärztlichen Rat und dem Erinnerungsvermögen des Patienten bestehen. Ungefähr 20% aller Patienten können die Inhalte des Arztgespräches nur in einem unzureichendem Maß wiedergeben. Ebenso bestehen Uneinigkeiten bei der Auswahl der besprochenen individuellen Therapiemöglichkeiten (vgl. Petrak, Frank, Herpertz, Stephan 2008). Bei dieser ungünstigen Konstellation wundert es nicht, dass sowohl Patienten, als auch die behandelnden Ärzte unzufrieden mit den Therapiefortschritten sind. Und gerade die Patienten machen sich Vorwürfe, dass sie ihren Blutzucker nicht den Vorstellungen des Arztes entsprechend kontrollieren können. Es entsteht eine Art Ohnmachtsgefühl, bei welchem sie an ihre persönlichen Grenzen stoßen. Dies äußert sich in der Hoffnungslosigkeit, die Krankheit niemals in den Griff zu bekommen.

Ein weiterer Aspekt bei dem Zusammenspiel zwischen Therapie und den damit verbundenen Auswirkungen auf das psychische Befinden ist die Einstellung des Langzeitblutzuckers. Wie im vorangegangenen Abschnitt erwähnt, ist die Definition des optimalen HbA1c Wertes strittig. Eine intensivierte Blutzuckereinstellung auf einen kaum erreichbaren Wert ist gerade für ältere Diabetes mellitus Typ 2 Patienten eher nachteilig. Die Nebenwirkungen, welche beispielsweise durch eine Arzneimittelvielfalt hervorgerufen werden können, verschlechtern das psychische Wohlbefinden enorm. Zudem empfinden es viele Patienten eher als belastend, täglich Unmengen an Medikamenten zu sich zu nehmen. Daher muss bei der strikten Therapie abgewogen werden, inwieweit diese sowohl Lebenserwartung, als auch Lebensqualität beeinflussen verbessern kann, ohne dabei Depressivität hervorzurufen oder aber Komplikationen einer bestehenden Depression zu verschlimmern (vgl. Von Herrath, Dietrich et al., 2010).

5.3. Spezielle Therapieformen bei depressiven Diabetikern

In den Leitlinien der DDG und der DKPM ist sowohl die Diagnostik, als auch die Diabetes mellitus- Therapie eindeutig festgelegt. Hauptuntersuchungsinstrument hierbei bleibt das Arzt- Patient- Gespräch. Nur so können psychische Symptomatiken erkannt werden. In diesem Zusammenhang bleibt jedoch anzumerken, dass die niedergelassenen Hausärzte im Bereich der psychotherapeutischen Versorgung in unzureichendem Maß geschult sind. Bis zu 35% der Patienten, die sich bei einem Hausarzt vorstellen, weisen Anzeichen psychischer Erkrankungen auf. Jedoch erkennen Allgemeinmediziner nur bei 50% dieser Fälle eine seelische Erkrankung. Nicht allein die einmalige Teilnahme an einem Schulungsprogramm zur Erkennung psychischer Störungen ist ausreichend, dieses Defizit hinsichtlich der Diagnostik auszugleichen. Vielmehr muss hierbei der Schwerpunkt auf eine kontinuierliche Fortbildung gelegt werden (vgl. Bundespsychotherapeutenkammer 2010). Neben dieser Problematik sind zusätzlich zu einer detaillierten Anamnese, bei welcher Fragen zur Befindlichkeit Aufschluss über den psychischen Zustand des Patienten geben soll, Fragebögen, mittels welcher depressive Symptomatik abgefragt werden, ein Hauptbestandteil der Diagnostik. Unter anderem wurde von der World Health Organization (WHO) hierzu der „WHO- 5- Fragebogen zum Wohlbefinden" entwickelt, welcher die Ärzte unterstützt, Patienten in ein psychologisches Depressionsmodell einzuordnen (vgl. World Health Organization 1998).

Nach einem positiven Screening sollte eine anschließende Depressionsdiagnostik nach ICD- 10 erfolgen, bei welcher der depressive Zustand nach seinen entsprechenden Haupt- und Zusatzsymptomen genauer eingeteilt wird (vgl. Kramer, Bernd 2005). Wie im Abschnitt 3.1. erwähnt, erfolgt die Einteilung aufgrund des Schweregrades und der Dauer der Erkrankung. Therapeutisch haben sich Verhaltenstherapien bewährt, die zu einer Verbesserung des Stoffwechsels führen können (vgl. DDG, DKPM 2004). Auch weisen Studien darauf hin, dass psychotherapeutische Gespräche einen positiven Effekt auf den gestörten Stoffwechsel bei Diabetikern haben (vgl. Kruse, Johannes 2006). Schulungsprogramme zum richtigen Umgang mit Stresssituationen haben vereinzelt zu einer Besserung der Depression geführt. Auch wenn bezüglich der Verbesserung der Diabetes mellitus- Stoffwechseleinstellung in diesem Zusammenhang noch Wirksamkeitsnachweise fehlen, so werden Interventionen zur Stressreduktion trotzdem empfohlen und stellen keine Kontraindikation in der Diabetes mellitus- Versorgung dar (vgl. Deutsche Diabetes- Gesellschaft, Deutsches Kollegium Psychosomatische Medizin 2004).

Weiterhin unterstützt die medikamentöse Behandlung mit Antidepressiva die Verbesserung der Depression, wobei nachgewiesen ist, dass trizyklische Antidepressiva wie

Nortriptylin den Stoffwechsel verschlechtern. Daher wird vom Einsatz dieser Medikamente bei Diabetes mellitus Patienten abgeraten (vgl. DDG, DKPM 2004). Am besten wirkt das Antidepressivum SSRI, ein selektiver Serotonin- Wiederaufnahmehemmer, der zugleich einen positiven Effekt auf die Rückfallquote hat (vgl. Petrak, Frank, Herpertz, Stephan 2008). Hinsichtlich einer „Two in one" Strategie gibt es noch keine Ergebnisse. Unter der Überschrift: „Kein Patentrezept für depressive Diabetiker" weist der Artikel in der Zeitschrift Medical Tribune zwar auch darauf hin, dass trizyklische Antidepressiva Stoffwechselprobleme verschärfen können, jedoch fehlen Studienresultate, bei denen beide Erkrankungen mit Hilfe eines Medikaments gelindert werden könnten (vgl. Medical Tribune 2010).

5.4. Effektivität der Diabetes mellitus Behandlung bei Depressionen

Grundsätzlich erweisen sich Diabetes mellitus- Schulungsprogramme als besonders erfolgreich und effizient bei der Behandlung depressiver Diabetes mellitus Patienten. Je nach Alter und bereits bestehender Folgeerkrankungen werden hier von der Deutschen Diabetes Gesellschaft Schulungseinheiten von 8 bis 20 Stunden zu je 45 Minuten empfohlen (vgl. Deutsche Diabetes- Gesellschaft, Deutsches Kollegium Psychosomatische Medizin 2004).

Eine Studie über den Verlauf depressiver Beschwerden beim gleichzeitigen Vorhandensein eines Typ 2 Diabetes mellitus hat herausgefunden, dass Schulungsprogramme wie MEDIAS 2- Mehr Diabetes- Selbstmanagement für Typ 2, zu einer Verbesserung der Depressivität führen können. Dies ist darauf zurückzuführen, dass geschulte Patienten einen besseren Umgang mit der Krankheit aufweisen und sie dies emotional bei der Akzeptanz der Krankheit unterstützt (vgl. Hermanns, Norbert 2004). In den nationalen und internationalen Diabetes Leitlinien werden Diabetes mellitus Schulungen als ein zwingendes Instrument einer Diabetes mellitus- Therapie bezeichnet. In Deutschland haben Patienten die Möglichkeit, sich für Disease Management Programs (DMP) zu melden und erhalten somit einen rechtlichen Anspruch zur Teilnahme an strukturierten Patientenschulungen. Dabei lernen die Betroffenen nicht nur das Krankheitsbild an sich kennen, sondern vielmehr dessen Integration in den Alltag. Somit wird die Akzeptanz wesentlich erhöht, was sich wiederum positiv auf die Therapie und die Psyche auswirkt. Ängste können überwunden und persönliche Probleme bewältigt werden. Auch wenn die Aussichten bei der Krankheitsbewältigung durch die Teilnahme an Patientenschulungen vielversprechend sind, so sind die Schulungsinhalte leider noch sehr einseitig. Es wird der Schwerpunkt auf das Wissen um die Krankheit gelegt. Hier fehlen individuellere Ansatzpunkte für Patienten, die neben der Diabetes mellitus Erkrankung zusätzlich an depressiven Störungen leiden. Bei den Schulungsprogrammen werden spezifische Angebote zur Bewältigung beider Krankheiten benötigt, wobei auch die sozialen Probleme und der persönliche Leidensdruck berücksichtigt werden. Daher setzt sich die Effektivität einer Diabetes mellitus Behandlung bei Depressionen aus einer sowohl individuellen, als auch kontinuierlichen Schulungsmaßnahme zusammen. Neben Patientenschulungen sind eine medikamentöse Behandlung und die Teilnahme an einer Psychotherapie wichtig für den Erfolg bei der Krankheitsbewältigung (vgl. Kulzer, Bernhard 2008). Unterstützende Interventionen wie Sport- und Bewegungstherapien tragen weiterhin zur Verbesserung beider Krankheiten bei. Körperliche Aktivität wird als effektiver bewertet, als beispielsweise Gewichtsreduktionsprogramme. So ist bewiesen, dass Bewegungsmangel zu einer Insulinresistenz führt. Weiterhin belegen Studien, dass körperlich aktive Diabetes mellitus Typ 2 Patienten ein geringeres Mortalitätsrisiko aufweisen, als diejenigen, die sich weniger bewegen. Eine Verbesserung des Blutzuckerwertes wurde hierbei erreicht, obwohl die Teilnehmer der Studie keine Gewichtsreduktion aufwiesen (vgl. Klare, W.- R. 2007). Ebenfalls beweisen Therapiestudien, dass körperliche Aktivität einen positiven Effekt auf die Behandlung von Depressionen hat. Die Mechanismen, die körperliche Bewegung im menschlichen Organismus auslösen, sind von der Wirkungsweise mit der Einnahme eines Antidepressivums vergleichbar (vgl. Neumann, Norbert- Ullrich 2008). Bei der Bewegungsform handelt es sich hierbei vornehmlich um dynamische Ausdauersportarten wie Schwimmen oder Walken.

Neben diesen positiven Aspekten ist jedoch gerade bei den älteren Patienten, die an Typ 2 Diabetes mellitus leiden, die Umsetzung unterschiedlicher Therapieformen schwierig. Neben den krankheitsbedingten Gesundheitseinschränkungen kommen auch altersbedingte Verschleißerscheinungen zum Vorschein. Körperliche Beeinträchtigungen, Einschränkungen bei der Sinneswahrnehmung, aber auch durch Demenz bedingte geistige Einschränkungen wie das Nachlassen des Erinnerungsvermögens, können eine Barriere darstellen, die es zu überwinden gilt. Hierbei ist es äußerst wichtig, ein besonders hohes Maß an Verständnis für die Betroffenen aufzubringen und mittels sensibler Gesprächsführung auf die individuellen Bedürfnisse der Patienten einzugehen. Erfolg wird hier nicht durch Überforderung erreicht, sondern die Therapieanwendungen müssen für den einzelnen Patient realistisch umsetzbar sein. Ist dies nicht der Fall, so führen Bewegungsprogramme zwangsläufig zu einer Minderung des Selbstwertgefühls, wodurch Depressivität verschlimmert oder sogar erst hervorgerufen werden kann (vgl. Kemmer, F. W. et al. 2009).

6. Ausblick und Fazit

Das Vorhandensein zweier oder sogar mehrerer Krankheiten bleibt ein sensibles Thema in der Gesundheitsversorgung. Viele unterschiedliche Aspekte spielen beim Krankheitsverlauf eine Rolle, wobei die Behandlungen der einzelnen Krankheiten in enger Wechselwirkung miteinander stehen. Diabetiker, die gleichzeitig an einer Depression erkranken, benötigen spezielle Therapieformen, um beide Krankheiten effektiv behandeln zu können. Die Krankheitsbilder können nicht getrennt voneinander gesehen werden, sondern die gegenseitige Vernetzung muss berücksichtigt werden. Dies stellt eine große Herausforderung für das Gesundheitswesen dar.

Es bleibt festzuhalten, dass die Therapie bei depressiven Diabetes mellitus Patienten noch nicht ausgereift ist. Die Erforschung wird erst seit 1997 betrieben, wobei es deutlich an Vergleichsstudien fehlt, die über einen erfolgreichen Therapieansatz beider Krankheiten zugleich verfügen (vgl. Petrak, Frank, Herpertz, Stephan 2008). Die Frage, ob eine Diabetes mellitus - Therapie Depressionen hervorruft, kann daher nicht eindeutig beantwortet werden. Es fehlt hierbei eine Vergleichsstudie, in welcher spezielle Therapieformen bei Diabetes mellitus und Nicht- Diabetes mellitus Patienten, jeweils mit und ohne Depressionen angewendet wurden. Nur so kann es Aufschluss darüber geben, inwieweit angewandte Behandlungen Auswirkungen auf die jeweiligen Krankheitsverläufe haben. Dennoch haben Untersuchungen bis dato Resultate ergeben, durch die wichtige Aspekte bei der Diabetes mellitus Behandlung deutlich geworden sind. Schulungsprogramme, welche Depressivität lindern oder sogar verhindern, sind hier an erster Stelle zu nennen. Lernen in Gruppen, Informationsaustausch über die eigene Krankheitssituation und gegenseitige Unterstützung ist enorm wichtig bei Vermeidung von psychischen Krankheiten. Dennoch bleibt hier anzumerken, dass die Schulungsprogramme gerade in Bezug auf komorbide Störungen individueller gestaltet werden müssen. Diesbezüglich besteht in der Gesundheitsversorgung Verbesserungsbedarf.

Gesundheitswissenschaftlich ist der Zusammenhang zwischen Diabetes mellitus Typ 2 und Depressionen äußerst bedeutsam, da diese Kombination einen hohen Kostenfaktor in der Gesundheitsversorgung ausmacht. Sowohl direkte Kosten, wie diejenigen, die zur Behandlung aufgebracht werden müssen, als auch indirekte Kosten, die durch Frühberentungen und Arbeitsunfähigkeiten verursacht werden, können durch eine frühzeitige und erfolgreiche Therapie eingeschränkt werden. Auch besteht Handlungsbedarf in der Primär- und Sekundärversorgung, denn gerade bei Diabetikern sollte möglichst frühzeitig darauf geachtet werden, dass eine individuelle Therapieform Folgeschäden verhindert oder im besten Fall den Ausbruch der Krankheit ganz vermeidet.

Die in diesem Zusammenhang bestehenden Screenings, wie der „WHO- 5- Fragebogen zum Wohlbefinden", müssen routinemäßig durchgeführt werden. Das Diagnostizieren von psychischen Defiziten muss Grundbestandteil einer medizinischen Basisversorgung sein. Körperliche und seelische Beschwerden müssen in gleichem Verhältnis betrachtet werden. Die Verhinderung einer Depression ist ebenso wichtig wie das Vermeiden kardiovaskulärer Folgeerkrankungen. Daher gilt es, dieses Gleichgewicht bei der Versorgung von Diabetes mellitus Patienten sicherzustellen.

Literaturverzeichnis

Anderson, R. J. et al. (2001). The Prevalence of Comorbid Depression in Adults With Diabetes. A meta-analysis. Verfügbar unter http://care.diabetesjournals.org/content/24/6/1069.full.pdf+html [09.03.2010]

Böhm, Sonja (2007): Zuckerkranke sind doppelt so häufig depressiv wie Gesunde. Medical Tribune 3/2007, Seite 10. Verfügbar unter http://www.dadstudie.de/mediapool/49/495216/data/DAD-Studie_in_Medical_Tribune.pdf [02.03.2010]

Brieger, P., Marneros, A. (2000): Komorbidität bei psychiatrischen Krankheiten. Einige theoretische Überlegungen. Verfügbar unter http://www.springerlink.com/content/w8p5127ubcnb7nm3/fulltext.pdf?page=1

Bundesministerium für Bildung und Forschung (BMBF) (2006) „Es ist, als ob die Seele unwohl wäre ..." Depression – Wege aus der Schwermut Forscher bringen Licht in die Lebensfinsternis. Verfügbar unter http://www.bmbf.de/pub/es_ist_als_ob_die_seele_unwohl_waere.pdf [19.03.2010]

Bundespsychotherapeutenkammer (2010). Defizite der psychotherapeutischen Versorgung. Verfügbar unter http://www.bptk.de/psychotherapie/zahlen_fakten/89070.html [14.03.2010]

Currie, J. Craig et al. (2010). Survival as a function of HbA1c in people with type 2 diabetes: a retrospective cohort study. Verfügbar unter http://www.thelancet.com/journals/lancet/article/PIIS0140-6736%2809%2961969-3/abstract [08.03.2010]

Deutsche Diabetes- Gesellschaft, Deutsches Kollegium Psychosomatische Medizin (Hrsg.) (2004). Evidenzbasierte Leitlinie - Psychosoziales und Diabetes mellitus Verfügbar unter http://www.deutsche-diabetes-gesellschaft.de/redaktion/mitteilungen/leitlinien/EBL_Psychosoziales_2003.pdf [30.01.2010]

Deutsche Diabetes- Union (Hrsg.) (2008). Der Gesundheitsbericht. Diabetes 2008. Verfügbar unter http://www.sign-project.de/DDU_Gesundheitsbericht_Diabetes_2008.pdf#page=57 [18.03.2010]

Deutsches Ärzteblatt (2008). Typ-II-Diabetes mellitus: Studienabbruch nach vermehrten Todesfällen. Verfügbar unter http://www.aerzteblatt.de/v4/news/news.asp?id=31300%A0 [08.03.2010]

Deutsches Ärzteblatt (2010). Diabetes: Niedriger HbA1c als Sterberisiko. Verfügbar unter http://www.aerzteblatt.de/nachrichten/39846/Diabetes_Niedriger_HbA1c_als_Sterberisiko.htm [08.03.2010]

Deutsches Institut für Medizinische Dokumentation und Information (DIMDI) (2010). ICD- 10. Internationale Klassifikation der Krankheiten. http://www.dimdi.de/static/de/klassi/diagnosen/icd10/index.htm [03.03.2010]

Diabetes- Depressions-Studie. Diabetes und Depression (2010). Verfügbar unter http://www.dadstudie.de/index.html [25.02.2010]

Diabetes Journal. Diabetes-Depressions-Studie auf Mannheim und Ludwigshafen ausgeweitet (2009). Verfügbar unter http://www.diabetes-journal.de/nc/startseite/news-details/article/diabetes-depressions-studie-auf-mannheim-und-ludwigshafen-ausgeweitet.html?cHash=f2fd1bb72c&sword_list[0]=psychologie [25.02.2010]

Glaesmer, H. et al. (2004). Depression und Diabetes mellitus in der primärärztlichen Praxis – Relevanz für das klinische Management. Verfügbar unter www.detect-studie.de/publikationen/glaesmer_dgsmp_2004.ppt [08.03.2010]

Gläßer, Elisabeth et al. 2004: Zur Komorbidität von Diabtes mellitus und depressiven Störungen. Verfügbar unter http://psydok.sulb.uni-saarland.de/volltexte/2004/374/pdf/report_psychologie_0708-2004_2.pdf [25.02.2010]

Hauner, Hans (2008). Diabetesepidemie und Dunkelziffer. In: Deutsche Diabetes- Union (Hrsg.) (2008). Der Gesundheitsbericht. Diabetes 2008. Verfügbar unter http://www.sign-project.de/DDU_Gesundheitsbericht_Diabetes_2008.pdf#page=57 [18.03.2010]. S. 7 ff.

Hermanns, Norbert, Kulzer, Bernhard (1995): Die Messung von Wohlbefinden bei Diabetikern: Evaluation des Wohlbefinden- Fragebogens von Bradley. In: Kohlmann, Carl-Walter, Kulzer, Bernhard (Hrsg) 1995. Diabetes und Psychologie. Göttingen, Verlag Hans Huber. S. 34 ff.

Hermanns, Norbert (2004). EASD-Tagung: Verlauf depressiver Störungen beim Typ 2 Diabetes. Verfügbar unter http://www.diabetes-deutschland.de/archiv/4980.htm [08.03.2010]

Kellerer, T. et al. (Hrsg.) (2009). Supplement. Praxis Leitlinien der Deutschen Diabetes-Gesellschaft. Verfügbar unter http://www.deutsche-diabetes-gesellschaft.de/redaktion/mitteilungen/leitlinien/PL_DDG2009_Bewegung [18.03.2010]

Kemmer, F. W. et al. (2009). Diabetes, Sport und Bewegung. In Kellerer, T. et al. (Hrsg.). Supplement. Praxis Leitlinien der Deutschen Diabetes-Gesellschaft. Verfügbar unter http://www.deutsche-diabetes-gesellschaft.de/redaktion/mitteilungen/leitlinien/PL_DDG2009_Bewegung [18.03.2010]

Kisker, Karl Peter. et al. (Hrsg) 1987. Psychiatrie, Psychosomatik, Psychotherapie. Stuttgart, Georg Thieme Verlag.

Klare, W.- R. (2007). Bewegung gehört dazu wie das Zähneputzen. Verfügbar unter http://www.diabetes-sport.de/images//122698-motivation.pdf [18.03.2010]

Knol, M.J. et al. (2004). Depression as a risk factor for the onset of type 2 diabetes mellitus. A meta-analysis. Verfügbar unter http://www.ncbi.nlm.nih.gov/pubmed/16520921?dopt=Abstract [08.03.2010]

Kohlmann, Carl- Walter, Kulzer, Bernhard (Hrsg) 1995. Diabetes und Psychologie. Göttingen, Verlag Hans Huber.

Kraemer, Bernd (2005). Diagnostik von Depressionen. Einfache, praktisch umsetzbare Richtlinien helfen die Depressionsdiagnostik zu verbessern. Verfügbar unter http://www.tellmed.ch/include_php/previewdoc.php?file_id=2061 [08.03.2010]

Kruse, Johannes (2006). Diabetes mellitus und Depression. Verfügbar unter http://www.dadstudie.de/mediapool/49/495216/data/Med_Report_15-06.pdf [08.03.2010]

Kulzer, Bernhard (1995): Angst vor Unterzuckerungen: <<Das Hypoglykämie- Angstinventar>>.. In: Kohlmann, Carl- Walter, Kulzer, Bernhard (Hrsg) 1995. Diabetes und Psychologie. Göttingen, Verlag Hans Huber. S. 64 ff.

Kulzer, Bernhard. et al. (2003). Psychiatrische Komorbidität bei Diabetes mellitus – Ergebnisse einer Querschnittsuntersuchung. Verfügbar unter http://www.fidam.de/fileadmin/fidam/media/Downloads/Poster/2003_kulzer_psych_ddg.pdf [25.02.2010]

Kulzer, Bernhard (2008). Die psychologische Dimension des Diabetes mellitus. In: Deutsche Diabetes- Union (Hrsg.) (2008). Der Gesundheitsbericht. Diabetes 2008. Verfügbar unter http://www.sign-project.de/DDU_Gesundheitsbericht_Diabetes_2008.pdf#page=57 [18.03.2010]. S. 57 ff.

Kulzer, Bernhard. (2010). Diabetes & Psychologie e.V. Depression kann jeden treffen. Verfügbar unter http://www.diabetes-psychologie.de/depression.htm [03.03.2010]

Medical Tribune (2010). Neurologie, Psychiatrie. Kein Patentrezept für depressive Diabetiker. Antidepressive Therapie ist effektiv, hat aber keinen Stoffwechsel-Benefit. Nr.1
2010

Nagelkerk, Jean et al. 2005. Perceived barriers and effective strategies to diabetes
self-management. Verfügbar unter
http://www3.interscience.wiley.com/journal/118563335/abstract?CRETRY=1&SRETRY
=0 [26.02.2010]

Nationale Versorgungsleitlinien (2002). Diabetes mellitus Typ 2. Verfügbar unter
http://www.versorgungsleitlinien.de/themen/pdf/nvldiabetes.pdf [09.03.2010]

Neumann, Norbert- Ullrich (2008). Neue Aspekte zur Lauftherapie bei Demenz und
Depression- klinisch neurowissenschaftliche Grundlagen. Verfügbar unter
http://www.zeitschrift-sportmedizin.de/Inhalt/images/Heft208/Artikel1Neumann.pdf
[18.03.2010]

Petrak, Frank (2006): Psychologische Barrieren der Insulintherapie bei Patienten mit
Typ- 2- Diabetes. Verfügbar unter http://dr-frank-
petrak.de/fileadmin/pdf/Petrak_2006_Barrieren_Insulintherapie_DSH_01.pdf
[25.02.2010]

Petrak, Frank, Herpertz, Stephan (2008). Psychosomatische Aspekte des Diabetes
mellitus. Verfügbar unter http://dr-frank-
pet-
rak.de/fileadmin/pdf/Petrak_und_Herpertz_2008_Psychosomatische_Aspekte_des_Dia
betes.pdf [09.03.2010]

Robert Koch- Institut (2005): Heft 24 – Diabetes mellitus. Verfügbar unter
http://www.gbe-
bund.de/gbe10/ergebnisse.prc_tab?fid=9432&suchstring=definition_diabetes_typ_2&q
uery_id=&sprache=D&fund_typ=TXT&methode=2&vt=1&verwandte=1&page_ret=0&se
i-
te=1&p_lfd_nr=1&p_news=&p_sprachkz=D&p_uid=gastg&p_aid=28715122&hlp_nr=3
&p_janein=J [02.03.2010]

Rosak, Christoph (Hrsg.) (2002). Angewandte Diabetologie. Bremen, UNI- MED Verlag
AG.

Rose, Hans-Klaus (1987): Affektive Syndrome. In Kisker, K. P. et al. (Hrsg) 1987. Psychiatrie, Psychosomatik, Psychotherapie. Stuttgart, Georg Thieme Verlag. S. 322 ff.

Rothe, Ulrike, Schulze, Jan (2008). Aktuelle Bestandsaufnahme der DMPs aus der Sicht der Ärzte. In: Deutsche Diabetes- Union (Hrsg.) (2008). Der Gesundheitsbericht. Diabetes 2008. Verfügbar unter http://www.sign-project.de/DDU_Gesundheitsbericht_Diabetes_2008.pdf#page=57 [18.03.2010]. S. 52 ff.

Sailer, Dietmar (2002). Nichtpharmakologische Therapieverfahren bei unterschiedlichen Diabetesformen. In Rosak, Christoph (Hrsg.) (2002). Angewandte Diabetologie. Bremen, UNI- MED Verlag AG. S. 136 ff.

Seidscheck, Isabel (2006). Screening zu Komorbidität von Depression in der Primärversorgung: Validität zweier Screeninginstrumente zur Komorbiditätsdiagnostik. Dissertation, Bonn.

The new england journal of medicine 2008. Effects of Intensive Glucose Lowering in Type 2 Diabetes. Verfügbar unter http://content.nejm.org/cgi/content/short/358/24/2545 [03.03.2010]

Von Herrath, Dietrich et al. (Hrsg) (2010). Der Arzneimittelbrief. Optimaler HbA1c-Zielwert bei Diabetes mellitus Typ 2 weiter umstritten. Jahrgang 44, Nr. 2. Berlin.

Waadt, Sabine et al. (1995): Klinische Diagnose psychosozialer Belastungen. In: Kohlmann, Carl- Walter, Kulzer, Bernhard (Hrsg) 1995. Diabetes und Psychologie. Göttingen, Verlag Hans Huber. S. 17 ff.

Wiegand, S. (2007). Diabetes mellitus Typ 2 bei Kindern und Jugendlichen. Verfügbar unter: http://www.springer-gup.de/media/ernaehrung/ausgabe_03_07/ewp_03__07_124_130.pdf [09.03.2010]

World Health Organization (1998). Mastering depression in Primary Care. Verfügbar unter http://www.gp-training.net/protocol/psychiatry/who/whodep.htm [08.03.2010]